笑って元気に一病息災

―笑いと健康の秘密―

南和広域医療企業団吉野病院院長
福岡篤彦

イラストレーター：ヒラオアヤカ

はじめに

医師として論文を書く機会はいままで数えられないぐらいあったが、縦書きの文章を書く機会はほとんどなかった。第八回全国笑いヨガ大会のときに春陽堂書店の永安浩美さんからお声かけをいただいた時には、臨床医として働いている現状の多忙さから、無理ですと、一旦お断りした。その時、永安さんから「先生がご講演した音声データもらえれば、文章にしますよ！」などと、甘い誘惑とも思える提案をいただいたが、一旦は固辞した。しかし、人間というのはおかしなもので、お断りすると、「ああ惜しいことをした。書いとけばよかったかなあ。」などと、考えてしまうものである。

元来、書くことが嫌いでないのか、一旦断っておきながら、その一週間後には、書き始めた。どんな作品が出来上がるやら、書き始めの現時点では、見当もつかないが、ここ数年考えていることを形に残せればいいなあ、と妄想しながら今日もパソコンに向かうのである。

私をこの世に登場させてくれて、今は「笑いの国」で笑っているであろう父母と、
その元へ少し早く行ってしまった実姉増田とし子に捧ぐ。

第一章　笑いの再発見

(一) 笑いヨガとのであい

笑いが人生を豊かにして、穏やかな日常生活や、温かい人間関係を築くために、大切なツールであることは誰しもが気づいていることだ。あなたの愛する人と、商売の相手と、時には苦手な人と、笑いあえば、何かしら心の壁の高さが下がって、親近感を感じる人は多いはず。

しかし、「笑えない状況」で笑うことは、難しいと感じているあなた！　みんなそうですよ！私も大阪生まれの大阪育ちですが、ボケと突っ込みよろしく、何かおもしろいことがないと笑えないと思ってましたし、その、おもろいのハードルは、笑いの都大阪に住んでいる大阪人ではかなり高い！と感じていました。そう、「笑いヨガ」と出会う前は…。いきなりの私事で恐縮なのだが、私は三十四から四十三歳まで大学病院の呼吸器内科で臨床と研究に従事した。その間は特に、慢性閉塞性肺疾患（Chronic Obstructive Pulmonary Disease; COPD）という、少しの動きで息が苦しくなる病気を持った患者さんの治療・研究に従事していた。原因の多くがタバコで、長年の喫煙習慣から発症する方が多い病気だ。また、COPD患者さんは、息苦しくなってもタバコを止めない（止めれない）高齢の男性に多い。しかし、それ以上に鬱々とした感じの患者さんが多いことを感じながら、そこにあまり問題意識を持っていなかった。

大学病院を辞めて吉野町国民健康保険吉野病院の内科部長で赴任した二年後の二〇〇九年一月、いつものように、病院へ行くため寝室のある二階から降りてきて、一階のリビングでテレビをつけてすぐ、ＮＨＫの朝のニュースで、「笑いヨガ」の話題が目に飛び込んできた。その瞬間「これだ!」と思った。何がこれだかというと、「COPDの患者さんは笑わない」と感じていたこと、そして、「笑いヨガ」なら、患者さんと一緒に笑える!と期待した私は、インターネットで検索して、ヒットした日本笑いヨガ協会の高田佳子さんの第一回の笑いヨガリーダー講習会に参加したのだ。二日間の講習を終えて、期待は確信に変わった。「笑いヨガ」を使って、息が苦しい、COPD患者さんを笑わすことができれば、患者さんの鬱々とした気分も変わるのではと…。

これまでの人生でも、笑うことは好きであった。元々大阪人で、小さいころから、吉本新喜劇をテレビでみて、今は亡き父に連れられ松竹新喜劇の藤山寛美さんの初笑い公演にも行っていたので、笑いはごく身近なものであったが、身近であるだけに、治療のためのツールという意識はなかった。しかし「笑いヨガ」という、いつでも、誰でも、簡単に笑える武器を得たことで、COPDとうつ病との関係を勉強し、笑いの学術文献を集め乱読した。勉強すればするほど、こんな、安くて・誰でも利用可能で・効果のある「笑い」をなぜ、ほったらかして、高い薬や医療機器・再生医療ばかり注目するのか不思議な感じがした。まあ、確かに病期が進行して、進んだ状態から元の健康な状態まで戻すのであれば、相当の治療が必要だ。そのためには、効果が認められた薬・手術・放射線治療などが必要であることは否めない。

たとえて言えば、「六十歳の人を二十歳に戻して」という問題を解くには、メルモちゃんのキャンディーかタイムマシンでもないと実現できない。でも、「六十歳のひとに五十五歳の若々しさを」取り戻すには、笑うだけで可能だ。

でも、いったい、人生にどれぐらい笑いがあふれているのだろう？

それに、日々笑うために毎日寄席通いは金銭的、時間的に許されない現代人が多いのではないか。

毎日々々テレビのお笑い番組ばかり見ていても、再放送はもう笑えない。さらに言えば、「笑い」を本当に必要としている人は、時間に追われ、仕事に追われている働き盛りの私たち「おっさん世代」なのだ。

その世代は、忙しくて、寄席にも行けず、お笑い番組を見る間もなく、笑い欠乏症を起こしているのだ。もっと簡単に笑うツールがあれば、治療に使え、また、人と人とのコミュニケーションツールとしても役に立つのではと、思い込んだのだ。

「思い込んだら試練の道を行くが男のど根性」とアニメ「巨人の星」を見て植え付けられた世代としては、挑戦せずにいられなくなったのだ。

ただ今となって思えば、「笑いヨガ」を使って患者さんを笑わせたいと始めた「笑いヨガ」だが、一番笑いで救われたのは自分のような気がしている。

㈡　日本の歴史と笑い

日本の歴史で「笑い」が登場している場面で、すぐ思いつくのは、古事記の一場面ではないだろうか。古事記は天武天皇の命で稗田阿礼（ひえだのあれ）が暗唱した帝紀や先代旧辞を太安万侶（おおのやすまろ）が文章に記録して七百十二年に成立した。有名な天岩戸の一節を私なりにかいつまんで紹介すると、弟、須佐之男命（スサノオノミコト）の乱暴狼藉に困った天照大御神（アマテラスオオミカミ）は天岩戸に隠れる。太陽神であるアマテラスが隠れることにより、高天原も葦原中国も闇の世界となってしまい、魑魅魍魎が暴れる事態となってしまった。困った八百万の神々が対応を相談して天児屋根命（アメノコヤネノミコト）が祝詞を奏上し、天宇受売命（アメノウズメノミコト）が伏せた桶に上って、神がかりして胸をはだけ裳の紐を陰部まで押し下げ踊って、それを見た八百万の神々は高天原が鳴り響くぐらいに一斉に笑った。これを聞いたアマテラスが不審に思い少し岩戸を開けて外をみて「自分が岩戸にこもっているのに、なぜ、天宇受売命は楽しそうに舞い、八百万の神々は笑っているのか」と問うた。そこで、天宇受売命は「貴方様より尊い神が現れたので喜んでいるのです」と答えた。外をよく見ようと岩戸を少しあけたアマテラスの前に顔を映す鏡を持った女官が立ち、映った自分の顔をその尊い神と勘違いしたアマテラスが驚きもう少しよく見ようとさらに岩戸を開けたとき、天手力男神（アメノタジカラオノカミ）がアマテラスを引っ張り出し、太陽神が高天原に戻った。というものである。つまり、笑い声で太陽が戻ってくるという神話であり、笑いが世の中を明るくするということを比喩しているのではないであろうか。

ちなみに、東大阪市の近鉄枚岡駅前には、枚岡神社がある。毎年年末に「注連縄掛神事（しめかけしんじ）」を催しており、それは、宮司と氏子が並んで、笑って新しく掛け替えられた注連縄を通して笑いを枚岡神社の主神である天児屋根命に奉納する神事である。現宮司の中東　弘氏が就任してから、お笑い神事として、「笑い巫女」を養成して、神社の一大イベントに育てた。平成二十年以前は宮司と氏子だけで行われていたひっそりとした神事であったようだが、平成二十九年の十二月二十三日にお伺いした時には、三千人を越える人々が集まっており、本来の神事の後に、その参加者全員で二十分間笑い続けるという「お笑い神事」が行われていた。実際、体験して、よく笑えるものだと自分で笑いながら感心したが、「笑いヨガ」をしていても一回の笑いごとに休憩が入るのが普通であり、二十分間笑い続けた経験はなかった。「お笑い神事」では笑うことが途中つらくなってきて、まさに「行」のようだと感じたが、この神社の主神が天の岩戸で祝詞を奏上した神様であることを考えると天照大御神に岩戸から出ていただくために頑張って笑っていた八百万の神々の気持ちが、何となくわかる気がした。

また、私が現在勤務している、吉野病院のある吉野町は笑いの文化でも中心地のひとつであることが、樋口和憲氏の著書『笑いの日本文化「烏滸の者」はどこへ消えたのか』の中に記載がある。一部引用して紹介する。

謎の「国栖人」

日本古代の「音霊社会」では、神に対して、銅鐸など祭祀用楽器による音楽や踊りとともに、笑いが捧げられた痕跡があります。神に捧げる笑いは、…（中略）。

奈良時代に成立した日本最古の官選歴史書、「日本書紀」の記録にもその「痕跡」が描かれています。

応神天皇十九年十月一日。天皇が吉野宮においでになったとき、吉野の原住民「国栖人」がお酒を献上し、歌を詠んで、それが終わると、口を掌で叩いて仰いで笑ったという場面が描かれています。その記録によると、「国栖の人が土地の産物を奉る日に、歌が終わって口を打ち笑うのは上古の遺風である」というのです。・・・（後略）

（「笑いの日本文化」三十六〜三十八ページ）

国栖は現在でも吉野町にある集落である。現在でも、南国栖にある、浄見原神社で毎年旧暦一月十四日に「国栖奏」という神楽が奉納されており、その最後に手を口にあてて上体をそらす「笑の古風」と呼ばれる礼拝がある。前出「笑いの日本文化」の最後の部分で書かれているしぐさが現在の「国栖奏」でも行われているのである。

吉野で笑いを始めた自分としては、いにしえからの縁を感じるエピソードである。古代日本では音曲に加え、笑いを神に捧げていたということは、天の岩戸の笑いのエピソードなども合わせて考えると、古代の日本では笑いは神聖で重要な意味を持っていた可能性もある。

その、「笑いの遺伝子」を持っている我々が、笑いを日常に生かしていくことこそ、日本文化を継承することにつながるのではなどと大袈裟なことを考えては「あほやなあ」と自分で自分を笑っている。

㈢ 人類の歴史と笑い

「人のみがなぜ可笑しさを感じたとき奇異なる呼気の断続をするのかわからない。」と、進化論で有名なチャールズ・ダーウィン（Charles Robert Darwin 1809-1882）の名言でいわれる通り、「笑い」は人間固有の現象と思われてきた。最近の文化人類学の論文で指摘されているのは、チンパンジーなど系統発生的に人類に近い、一部の類人猿では笑うようである。しかし、類人猿の笑いは吸気・呼気を繰り返す呼吸そのものであるが、人類の笑いは大きく吸気したあと、笑いながら息を呼出することによって笑い声を発声している。ダーウィンの指摘通り、「はっはっは」という笑い声は「呼気の断続」であるのだ。人が笑い続けるためには、一旦吸気を行わなければならない。系統発生的に考察すると、チンパンジーでみられる笑いは人類の初期の笑いではないだろうか。人類の祖先（猿人）が類人猿から分離してくるのは約七百万年前とされているが、約百八十万年前に生存していたアウストラロピテクス・セディバ（Australopithecus sediba）の骨格標本を検討したサイエンス（Science 340; 132-3, 2013）の報告でも笑うことのできる顔面形態であることが、推測されている。

原始的な「笑い」が呼気・吸気の繰り返しであるとすると、呼吸器内科的に考えると、rapid-shallow breathing（早くて浅い呼吸）になり、過換気症候群の発症（参考一参照）の危険がある。人類は長い年月をかけて、大きく息を吸って、呼気を断続しながら長く吐くことによって、過換気になることを防ぐように笑いを進化させてきたのだろうか？

参考１
過換気症候群（Hyperventilation syndrome）

過換気症候群は、精神的不安・ストレスや極端な緊張状態から呼吸が早く（頻呼吸）なり、そのため、血液の酸・アルカリのバランスがアルカリ性に傾く（呼吸性アルカローシス）ことによって、四肢・口唇の痺れや、動悸・眩暈などの症状が一過性に出現する。呼吸を落ち着かせることで、症状が回復する。

病態生理的には、呼吸が過剰になることによって、必要以上に二酸化炭素を体外に出すことにより、起こる血液のアルカリ性への傾きであり、以前は紙袋を口に当て、呼出した空気を再吸入することにより、二酸化炭素（呼気に多く含まれる）を吸入して治療した。

最近は、紙袋を用いる方法は、危険を伴うことから、禁止するよう各種団体から勧告されている。

笑いを哲学的に考察した名著といえば、アンリ・ベルクソン（Henri Bergson 1859-1941）が1900年に発表した「笑い（Le rire）」がある。「笑い」そのものを哲学したというより、「おかしさ」がどのような状況で起こってくるのかを古典からその時代までの喜劇の分析から考察した名著である。残念ながら、私は途中で読むのをやめてしまった。「笑いヨガ」を使うと、おかしさの刺激で笑う訳ではなく、無条件に笑うので、あまり可笑しさがどこから来るかを、考える必要がないのだ。と言いながら読書力のない自分の言い訳にしている。

(四)「癒し」と「笑い」

東京工業大学リベラルアーツ研究教育院教授の上田紀行先生が書かれた「スリランカの悪魔祓い　イメージと癒しのコスモロジー」は、スリランカに伝わる、悪魔祓いを文化人類学の視点から読み解いた名著であるが、この本が現代日本で極めてあたりまえに使われている「癒し」という言葉の起源とされている。それまで、「癒す」と他動詞として使用されていた言葉を初めて名詞として使用した作品とされている。詳細は原作をお読みいただきたいが、孤独な人に悪魔は憑きやすく、悪魔が付いたとされる患者は、言葉少なくなり、食事もとれなくなる。その悪魔が憑いた患者の口を通して、呪術師は悪魔と相談して悪魔祓いの日を決める。決められた日に、まず午後七時頃から午後十一時頃までの第一ステージでは、五つの悪魔に対してお供えと祈祷をすることにより悪魔祓いが始まる。第二ステージの午後十一時過ぎからは、呪術師と悪魔が踊りながら相談して、憑いている患者から出ていく時間を決める。大体午前三時ごろ体から出ていくことになり、踊っていた患者はトランス状態のまま失神するようになって、悪魔は患者から出ていく。その後は第三ステージで、様々な悪魔の衣裳をまとった登場人物が駄洒落やギャグを言って場を笑わし真夜中の演芸大会のようになるらしい。それにより、集まった親せき縁者や近所の住民が笑いながら患者から悪魔がいなくなったことを患者とともに喜び合う。これらをフィールドワークとして見聞してきた上田先生は次のようにまとめている。「あんなに恐ろしかった悪魔は、じつはまったくのひょうきんなバカ者だった。それは、夜を徹した悪魔祓い全体のまとめでもある。この儀礼が始まる前、悪魔は恐ろしい存在であり、患者は悪魔に捕らえられその力から逃れられなかった。しかし、いまは違う。悪魔は愉快なコメディアンとなり、患者はもはや村人たちと一緒になって悪魔を笑っているのだ。」孤独だった人が、自分の中の悪魔を追い出し、みんなと一緒になって悪魔を笑うことで癒されていくという儀式が、スリランカでは以前から行われていたようだ。「悪魔が憑いた」という表現でなくても、同様の状態の人は今の日本にもいて、現代社会でも通じるような気がするのは私だけであろうか?

第二章　笑いの基礎的知識

㈠　笑いの定義

笑いを定義することは、なかなか難しいことだ。広辞苑によると、笑うこと、笑み。と記載がある。これは定義にならない。最近はインターネットを介して様々な辞書を一括して引くことができるサービスがある。例えば、ブリタニカ国際大百科事典では、「多様な生理、心理過程によって生じる感情反応の一種で、主として顔面表情として現れる。くすぐりなどの身体的刺激によって生じる以外に、喜びや満足感によって生じるうれしさの笑い、機知、滑稽、諧謔に対するおかしさの笑い、他人に対するほほえみによって代表されるような演技としての笑いなどが区別される。笑いの発生機構については、優越感、緊張からの解放、期待と現実とのずれなど古くから多くの説があり、またその社会的機能として、社会的緊張の緩和、苦痛からの防衛、愚行に対する拒絶行為、自由にして柔軟な生に対立した凝固状態に対する社会的罰としての役割などが指摘されている。」という記載があるが、前半はいいとして、笑いの社会的機能の後半は意味不明だ。

デジタル大辞泉の解説になると、四項目あり①笑うこと。また、その声。えみ。「儲かりすぎて笑いがとまらない」②（「嗤い」とも書く）あざけり笑うこと。嘲笑（ちょうしょう）。「聴衆の笑いをかう」③性に関係するもの、春画・淫具などの総称。④石を積むとき、間にモルタルなどを詰めず、少し間をあけておくこと。また、そのあけた所。とある。④の使用法は全く知らなかった。

日本大百科全書（ニッポニカ）の解説では、一般には、一連の顔面筋を共動させる一定の表情運動を伴う快適な情動反応をいう。笑いには、微笑、哄笑（こうしょう）、苦笑、冷笑、嘲笑（ちょうしょう）、失笑などさまざまなものがあり。微笑は乳児期にすでに出現するもので、当初は哺乳（ほにゅう）の満足時に生じるが、やがて他人からの刺激によって引き起こされる社会的微笑が出現する。その後しばらくすると、物理的刺激を突発的に与えられたりすることで哄笑するようにもなる。笑いは㈠身体への刺激による笑い、㈡うれしさの笑い、㈢おかしさの笑い、㈣照れ隠しの笑い、㈤演技としての笑い、㈥病的な笑い、のようにも分類できる。と記載があり、こちらでは定義から分類まで解説されている。

中でも、私のお気に入りはWikipediaにおいて、解説されている文章が定義として、理解を助けてくれる気がする。そこでは、「笑い（わらい）とは、楽しさ、嬉しさ、おかしさなどを表現する感情表出行動の一つ。笑いは一般的に快感という感情とともに生じ、感情体験と深く関わっている。また、笑いは感情表現の中でも極めて特殊なものであり、すぐれて人間的なものである。一般的に動物の中で笑うのは人間だけである。怒り、悲しみなどの表現は動物にもあるが、笑いが優れて人間的である理由として、笑いには「笑うもの」と「笑われるもの」という分離があり、何かを対象化するという心の働きが必要となる。

人は笑うとき、ごく一般的には陽性の感情（快感）に伴って表情が特有の緊張をし（笑顔）、同時に特有の発声（笑い声）を伴う。通常は自分以外の対象があって、それから受ける印象に基づいてそれが好意的であれば表情に笑いが生じ、特に刺激的な場合には発声がともなう」と記載されている。

以上いくつかの辞典・辞書で解説されている表現を比べてみた。ただ、ここで述べられている笑いは条件付き笑いに属する笑いである。ここで暫定的に本書での定義を提案したい。

笑いとは、陽性の感情に伴い、表情筋等が特有の緊張をすること（笑顔：smile）。また同時に特有の発声（笑い声：laughter）すること。と一旦決めておく。

(二) 笑いの分類

笑いを分類する試みも、実は、挙げ始めると枚挙にいとまがない。最も簡単な(と私が考える)分類は、英語表記に基づく、無声笑い(smile)と有声笑い(laughter)である。この分類に関して解説はいらないであろう。それ以外の分類として、条件付き笑い(conditioned laughter)と無条件笑い(unconditioned laughter)がある。笑いの定義の部分で指摘したが、「笑い」として、様々な辞書やインターネット解説で説明されているのは、条件付き笑いである。何か陽性の感情を誘発する刺激があるという条件で笑いが誘発されている状況を説明しているものが、ほとんどである。日本文化では、落語しかり、漫才しかり、喜劇やピン芸人まで笑いを誘発することを職業にしている方々がおられる。かくいう私も落語好きで、亡くなった二代目 桂 枝雀（一九三九年〜一九九九年）さんの大ファンであった。これらは、外部刺激として、人におかしさ、快感、優越感など陽性感情を誘発して、その結果、笑いを起こさせる。そうして、引き起こされる笑いが条件付き笑いだ。

ただし、山口県防府市には笑い講という神事がある。詳細は実際に見るか、ホームページをご覧いただくといいが、防府市台道小俣地区に伝わる大歳祭（おおとしさい）で、小俣八幡宮の社伝によると、正治元年（一一九九年）より始まった八百年以上伝わる神事である。講員二名が相対して榊を振って、最初は今年の豊作への感謝、二度目は来年の豊作を祈願して、三度目は今年の苦しみや悲しみを忘れるために合計三回笑いあうというものである。榊を振るという刺激はあるものの、榊を振ることが、面白みがあるわけではない。しかし、儀式として笑うのである。また、日本の歴史と笑いの段でも述べたように、大阪府東大阪市出雲井町にある枚岡神社で十二月に行われる、注連縄掛神事（しめかけしんじ）では、宮司さんの合図の太鼓で二〇分間笑い続ける。太鼓の音が面白いわけではない！刺激がもとにあることは間違いないが、それが陽性の感情を誘発することを要しない笑いがある。それを、無条件笑いといい、笑いヨガもそれにあたる。ただ、これらの神事・笑いヨガでも笑った後には気分がよくなっているのは確かなようだ。そこで、無条件笑いまで含めた定義を私なりに提唱したい。

『笑いとは、刺激に伴い、表情筋等が特有の緊張をすること（笑顔：smile）。また同時に特有の発声（笑い声：laughter）することで、その前後で陽性の感情と関連している。』とするのはどうであろう。

さらに、我が国で笑いを精神科医療に応用すべく先端を走っている志水　彰氏の著書「[笑い]の治癒力」では笑いを引き起こす心理的要因から大きく三つに分類し、さらに小分類をしている。具体的には、笑いを引き起こす大まかな要因として①快の笑い、②社交上の笑い、③緊張緩和の笑いに大きく分類している。著書によると、快の笑いとは何らかの意味で楽しい感情の状態になったときにあらわれる笑いとしており、これらは

(一)　本能充足の笑い：新生児の授乳後の笑いなど本能を満足させた結果の笑い。人間の笑いのルーツ。

(二)　期待充足の笑い：楽しい気持ちをともなった笑い。苦労や期待の大きさに比例する。

(三)　優越の笑い：優越の快感からくる笑い笑いの基本形とする説もあ

る。

㈣　不調和の笑い：その場に不調和で、かつ無害な行為が呼ぶ笑い。

㈤　価値低下・逆転の笑い：その価値が低下することにから生じる笑い。さらに大きくなると価値逆転の笑いになる。

という、五つの小項目に分類されている。

笑いの中でも、笑顔は重要な意味があり、楽しい気持ちや仲良くしたいという意思を伝えるために使用する。以上のように、コミュニケーションの道具としての、笑いを社交上の笑いと分類し、以下四つの小分類に分けている。

㈠　協調の笑い：あいさつの笑いなど、「あなたと協調してやっていきましょう」というメッセージの笑い。

㈡　防御の笑い：自分の心の内面を知られたくないときに、相手が自分の中に入ってくるのを防御する笑い。いわゆるジャパニーズ・スマイルもこの分類に入るとしている。

(三) 攻撃の笑い：冷笑や嘲笑など、使われる回数は多くないが、相手に与える効果の大きい笑い。

(四) 価値無化の笑い：もともと価値がなかったのだと思うための笑い。日常生活でしばしば用いられる。

続いていた緊張が取れた時には、必ずしもそれがうれしいことでなくても、私たちはニッコリします。そのような笑いを、緊張緩和の笑いと言います。この笑いは緊張の強さで二つにわけるそうです。

(一) 強い緊張がゆるんだときの笑い：緊張が強いほど、緩和したときの笑いも大きい。逆に笑うことによって、緊張を緩和させ、平常心を取り戻すときに使用する。

㈡　弱い緊張がゆるんだときの笑い：「どういう意味だろう」という弱い緊張が、「なんだ」とゆるんで起こる笑い。日常生活でよくみられる。

そして、緊張緩和の笑いこそ、現代社会で健康維持・増進に必要な笑いだと考えられていることに、異論はないであろう。企業で仕事をしても、学校へ行っても、ご近所付き合いをしても、何かしら緊張を強いられる状況を経験している御仁は多いのではないだろうか？緊張を緩和することが、さらに企業業績の向上・学業成績の向上・ご近所付き合いの円滑化になるとすれば、笑いの利用価値はますます高まっているのである。

快の笑い

1．本能充足の笑い
2．期待充足の笑い
3．優越の笑い
4．不調和の笑い
5．価値低下・逆転の笑い

社交上の笑い

1．協調の笑い
2．防御の笑い
3．攻撃の笑い
4．価値無化の笑い

緊張緩和の笑い

1．強い緊張がゆるんだときの笑い
2．弱い緊張がゆるんだときの笑い

志水 彰 著［笑い］の治癒力より

また、韓国の三育大学のJongEun Yimは医学・治療の観点から次のように五分類している。

(一) 自然な笑い（spontaneous laughter）：その人の意思とは関係なしに、ある刺激で誘発される陽性に感情からでる笑い

(二) 模擬の笑い（simulated laughter）：特に理由はないが、自分で刺激して、ユーモアなど外部からの刺激なしで笑う笑い。

(三) 刺激による笑い（stimulated laughter）：物理的な接触による刺激（くすぐりなど）で笑うこと。

(四) 誘導による笑い（induced laughter）：特有の薬物や物質による笑い。アルコールやカフェイン、アンフェタミン・笑気ガスなどで誘導される笑い。

(五) 病的な笑い（Pathological laughter）：中枢神経系（主に大脳

など）の障害により起こる笑いや精神疾患に伴う笑い。

志水氏の分類に比べると、やや大雑把であいまいではある。アルコールは笑いを引き起こすかどうかは、飲んでいる人の状態によるし、カフェインがそうだと言われると少し納得がいかないところもあるが・・・まあ、様々な人が、いにしえから分類しようと努力してきたことが、垣間見られて、おもしろいのではなかろうか？

第三章　笑いと健康

㈠　精神神経系と笑い

笑いは痛みを軽減する

笑いが科学の対象として研究されるに至った原点は諸説あろうが、私はノーマン・カズンズ（Norman Cousins; 1915-1990）からだと考えている。彼はアメリカ合衆国ニュージャージー州ユニオンシティー生まれのジャーナリストである。一九四二から一九四七年まで「サタデー・レビュー」誌の編集長を務め、同時期に「サタデー・レビュー」誌は発行部数を二万部から六十五万部に伸ばしたとされる。日本ともかかわりがあり、一九四九年に広島を訪れ、原爆投下の惨状を視察し、その後、広島の孤児に対する支援活動を行った。その彼が、強直性脊椎炎

(ankylosing spondylitis)という病気になった。全身が痛く、つらい症状があるが、診断も難しい病気である。通院した医師からもほぼ匙を投げられた彼は、ジャーナリスト独特の嗅覚で様々な民間療法を試した。ビタミンCを大量に飲むなど、様々な治療を試してみて、得られた結論が、喜劇をみて十分大笑いをすると、二時間痛みを忘れられる、というもので、その内容を彼はNew England Journal of Medicineという権威ある医学雑誌に短報を書き掲載された。最近の報告でもコメディービデオを三十分間見たのち疼痛閾値（痛みを感じ始める刺激の強さ。高いということは痛みを感じにくいということ）が上昇するというものである。笑うことで痛みを感じにくくなることが、最近の検討でも証明されている。

うつ・不安にも効果あり

笑いヨガが英文論文として、はじめてそのタイトルに入った学術論文は、私の知る限り、International Journal of Geriatric Psychiatryに二〇一一年に発表された論文である。うつ病の高齢女性に対して笑いヨガをして、今までのグループエクササイズと効果は変わらないとするものである。以前からの方法に比べ良いという訳ではない。しかし、笑いヨガで標準的な方法と変わらないとする報告は重要である。さらに、イランからの報告では、男子看護学生で一週間に二回笑いヨガセッションをすると、しなかった群に比べ、統計学的に有意に全体的健康感がよくなっていた。また、統計学的には有意ではなかったが、不安・睡眠障害も改善して、うつ状態も改善するというものであった。私も、吉野病院で呼吸リハビリテーションを行った慢性閉塞性肺疾患（COPD）（参考2参照）患者さんで検討して、笑いヨガをした患者さんでは全体的健康感が有意に改善して、病気によるつらい感じも改善していることが分かった。うつになったり、不安になったりしていると、笑えないが、そこを体操として笑うことで不安やうつを改善したり、前向きになることができる可能性を示唆する報告が多く発表されつつある。元々うつ病という病気は「笑わない」ことが特徴とされているが、近年うつ病も様変わりして、仕事場ではうつ状態だが、週末の休日は友人たちと普通に過ごすことができる現代型うつ病などと呼ばれるうつ病の一亜型が存在するようだ。詳しくは専門書に譲るが、笑いヨガでうつが改善するという患者さんはこういった現代型うつや、軽症うつ病の患者さんなのだと考えている。しかも現代は、軽症うつ病や現代型うつ病が増えていると言われているので、笑いのエクササイズが活躍する場所はたくさんあるのではないかと考えている。

参考２
慢性閉塞性肺疾患
(Chronic Obstructive Pulmonary Disease; COPD)

慢性閉塞性肺疾患は以前から肺気腫・慢性気管支炎などと呼称されていた疾患で、吸入したガスの毒性から発症する。原因となるガスの主たる発生源としては、タバコが考えられており、タバコ病の一つである。進行は深く静かに進行して、高齢になって発病することが多く、不可逆性の呼吸機能低下をきたす。呼吸困難は、治療可能で様々な吸入薬が開発されている。また、進行した場合、酸素吸入が必要になることもある。

健康日本21（第２次；2013年〜）で糖尿病・循環器疾患とともに重点疾患に取り上げられたが、周知度の低さが取り上げられており、社会への啓蒙が望まれる。

(二) 循環器疾患と笑い

笑いで心臓・血管を鍛える?

笑いのメカニズムの研究では、笑いは初期に交感神経が優位になり、そのあと笑っている間に副交感神経が優位になることが知られている。しっかり笑うと最終的には副交感神経が優位になる。ところで、交感神経・副交感神経とはいったい何者だろう?基本的には自律神経系に分類される末梢神経である。簡単に言うと自分の意志でコントロールできない神経活動を担っている神経ということになる。例えば、呼吸を一時的に止めることはできる。もちろん、長くなれば、苦しくなって呼吸をしてしまうが、心臓を止めることはできない。一分間だけ心臓を止めてねとお願いされて、わかったとできる人はいない。あるいは、周りの環境が熱ければ、自然と汗は噴き出てくる。自律神経とは、意思とは無縁なところで、人体の恒常性（一定に保とうとする性質）を維持するために自動的にコントロールしている神経機能だ。その、自律神経のなかで簡単に言えばアクセルにあたるのが交感神経で「闘争と逃走の神経」とも呼ばれ、戦うまたは逃げる場面で活発に活動する神経である。また、ブレーキにあたるのが副交感神経で、安らいだ時に活発に活動する神経で、例えば食事時や睡眠時に優位になる。そして、自律神経はすべての臓器と深く関わっているが、最も自覚しやすいのが、循環器系と呼ばれる、心臓・血管で構成される体の部分だろう。例えば、誰でも観客が多く入った注目される舞台に立つ前には心臓が早く打ってドキドキし、背中に汗がジワーと出てくることを経験しているはずだ。それらは交感神経の働

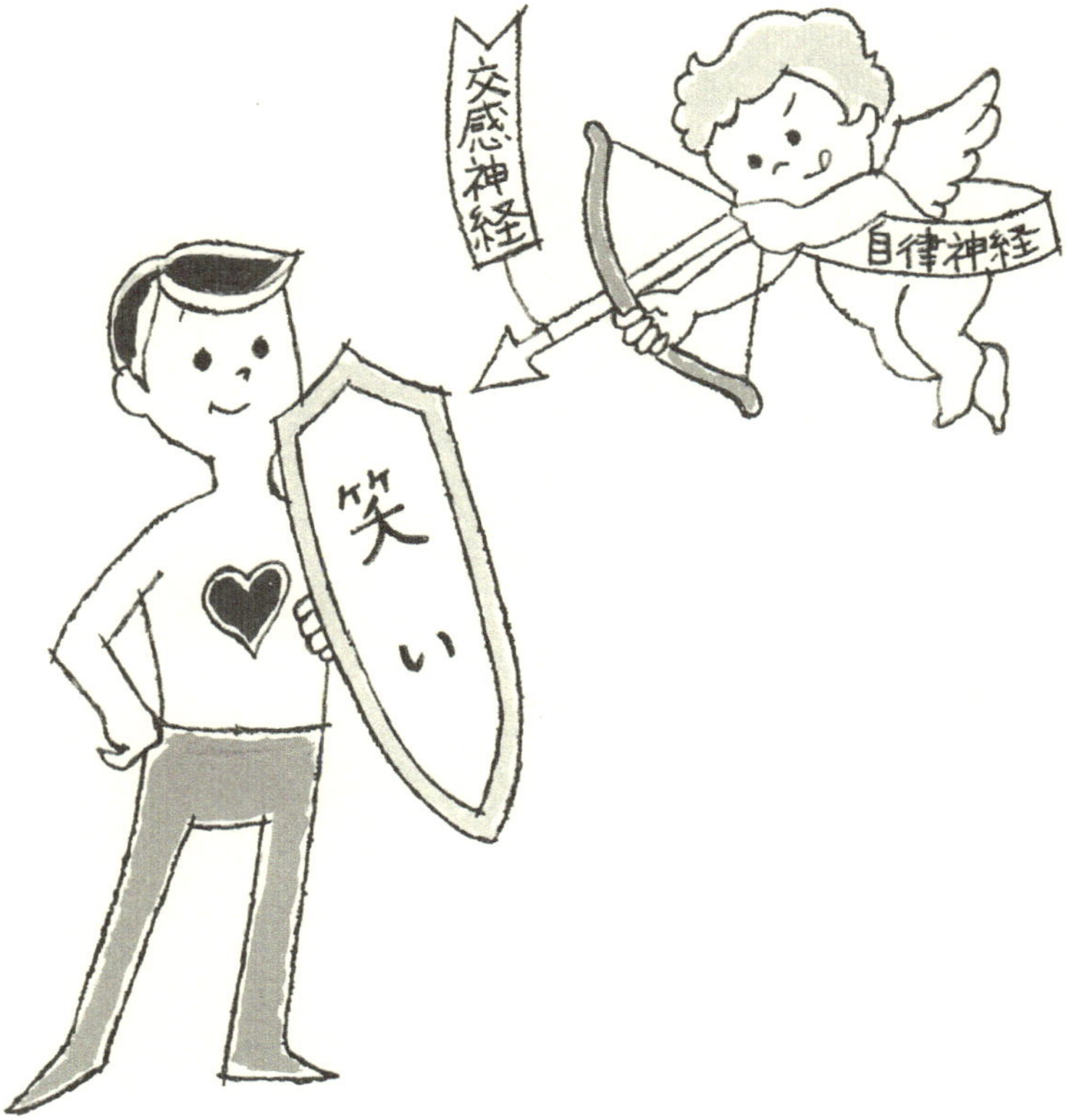
交感神経
自律神経
笑い

きである。そして、心臓の病気は交感神経活動が行き過ぎた状態の人に多く発症する傾向がある。仕事上で緊張状態が続いている人が心筋梗塞で倒れたなど、よく聞く話だ。

虚血性心疾患を発症した患者さんを検討した調査で日常の笑いが少なかったとする結果が出ているし、心筋梗塞後のリハビリテーション中の患者さんでユーモアビデオを見てからリハビリテーションすると、リハビリ途中の不整脈エピソードが減少し、高血圧にならずにリハビリテーションができたとする報告がある。最近、筑波大学での研究で三十分間コメディーを見たあとの血管の状態を検討する論文では、笑うと血管が柔らかくなり、約二十四時間後には元通りになったという報告があった。笑って血管が柔らかくなり、二十四時間程度保つのであれば、一日一回大笑いをして、血管を柔らかくしたいものだと思う。ただしこの検討の対象者は若い人で、高齢の方々の、もうすでに動脈硬化した血管が柔らかくなるかどうかは疑問だ。だから、中高年になる前から、毎日しっかり笑う習慣を身に付けよう！

㈢ 呼吸器疾患と笑い

笑いヨガを始めたきっかけにも書いたが、奈良県立医科大学の呼吸器内科奉職中は、COPDの栄養療法について研究をしていた。COPD患者さんはタバコによる有毒ガスの吸入のため肺胞構造（肺の末端の構造でガス交換をする場所）が破壊されたり、末梢気道の狭小化があり、呼吸をするときに空気の通りが悪くなるため、長く息苦しさが続く病気である。（参考二）多くのCOPD患者さんと接していて感じたことは、笑わない人が多いことであった。実際に調べた報告をみると、COPD患者で、うつ状態を併せ持っている患者が、COPD患者の十六から七十四%にみられると報告されており、だいたい四〇%前後の報告が多い。また、不安状態を併せ持っている患者は二〇％前後である。実はうつ状態を併せ持っている患者の頻度は、他の疾患と比べても多い。慢性心不全の患者とCOPD患者がトップで、四〇％前後である。癌患者でもうつ状態の合併は二十五％程度である。慢性心不全もCOPDも、少し動くとはあはあと息苦しくなる症状が続くことが、共通する特徴である。そして、その症状はいつ終わるとも知れない。そうすると、うつ状態になっても、おかしくないと思うのだが？

そして、呼吸リハビリテーションはCOPD患者にとって、有効な治療法の一つで、特に、歩行を中心とした、下半身の強化は、身体活動（運動と日常生活動作を合わせたもの）の維持強化につながる。今回、当院に入院して、包括的呼吸リハビリテーションを行った八名（一般的にCOPD患者の検討としては、数が少ないが、当院のような小規模の病院ではこの程度の数しか入院してリハビリテーションをする対象の患者がおらず、八名の患者に協力を得て、封筒を引いてもらい笑いヨガ群五名・対照群三名に割り付けた。）の検討では、笑いヨガを準備運動として、リハビリ前後に行った場合に全体的健康感が有意に改善した。また、病気に負けている感じが有意に改善した。呼吸リハビリテーションに笑いヨガを取り入れた報告としては、世界で初めてであると自負している。体験した患者さんに話を聞いてみると、リハビリに笑いを取り入れたことで、やる気がでて、自分が健康である感じがしてきて、病気なんかにリハビリでやっつけようという気になったと答える人が多かった。

その他の呼吸器の病気では、喘息に関して、笑うことでアレルギー反応が減ったという報告と、発作を誘発したという報告があり、笑いが喘息にいいのか悪いのか、結果が一定していない。今後の更なる検討が待たれる。

㈣ 糖尿病・代謝系と笑い

糖尿病はインスリンという膵臓のベータ細胞から分泌されるホルモンの働きが不足する病気だ。インスリンは血の中にあるブドウ糖を体の細胞の中に運ぶ役割がある。その働きが弱くなると、体の細胞はブドウ糖不足で血管のなかの血管には、運び出されないブドウ糖があふれるという状態（血糖値が高い）になる。高血糖（血管の中の血液にブドウ糖が多い）な状態は、血管の壁に悪影響を及ぼし、いわゆる動脈硬化を進める。

さて、笑いと糖尿病は関係があるのだろうか？実は、以前からストレスと糖尿病の関連は数多く検討されている。と書き始めると、今度は、ストレスについて解説しなければならない。ストレスとはもともと物理用語であったが、それを生体に応用した最初と考えられているのは、フランスのクロード・ベルナール（Claude Bernard; 1813-1878）が提唱して、ウォルター・キャノン（Walter Bradford Cannon; 1871-1945）が発展させた、ホメオスタシスという考え方に由来する。ホメオスタシスは生体が常に様々な状態を一定に維持しようとする働きである。例えば人間の体温は三十六度前後であるが、サウナ風呂の八十度の中に入っても十分ぐらいは余裕で三十六度を維持できる。汗をかいてその気化熱を利用して、体温を維持するのである。そのような、外部からの刺激（サウナの場合は温度刺激）に対して、生体を一定に保とうとする反応（サウナの例だと体温を一定に保つ）を、ホメオスタシスといい、外部からの刺激をストレッサー、それを受けて生体が反応する事をストレス反応という。その一連を総称してストレスという。ストレス学説と

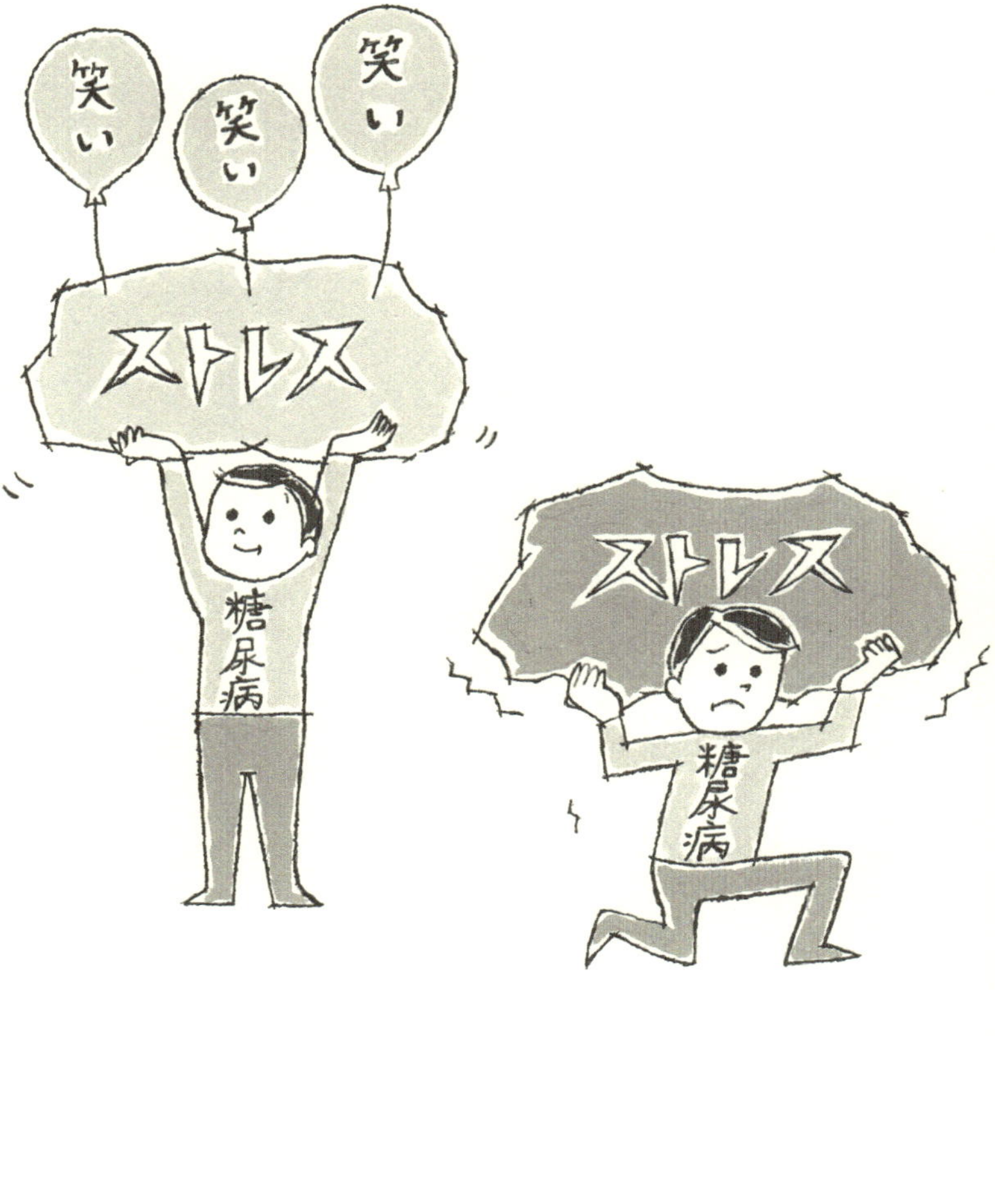
笑い
笑い
笑い
ストレス
糖尿病
ストレス
糖尿病

してハンス・セリエ（Hans Selye; 1907-1982）によって提唱された。糖尿病とストレスに関しては、悪いストレスは血糖を上げるホルモンの分泌量を増やして、糖尿病を悪化させることが知られている。糖尿病教室でお笑いのビデオを見せて笑った群は、笑わなかった群に比較して、食後の過血糖が抑えられたという報告もある。そのように、糖尿病を悪化させないためには、ストレスを溜めないように生きることが重要である。ストレスをため込まない様に、しっかり、笑って、元気にすることが、補助的な治療法となることが考えられる。

さて、糖尿病にも関係することであるが、笑いは軽い運動のような効果があるが、ダイエットのためになるのだろうか？間接カロリメトリー法を用いて、笑いによるエネルギー代謝量の増加を調べた研究では、十分から十五分の笑いで10～40Kcalのエネルギーが消費されることが確認されている。イメージしにくい方のために例を挙げると、十五分で40Kcal消費すると考えると、コンビニおにぎり一個分のカロリー（160～200Kcal）を消費するためには、約一時間笑う必要がある。一時間しっかり笑えない方は、コンビニおにぎりを1個、食べるのを我慢するほうが良いかもしれない。

㈤　癌と笑い

平成二十九年六月二十二日に歌舞伎役者の市川海老蔵さんの妻、小林麻央さんが乳癌でなくなりました。あまりにも早い三十四歳でのお別れでした。この場合は特別かもしれませんが、乳癌でも早期発見・早期治療をすれば、五年生存率は病期（病気の進行具合を表す言葉）で一期・二期（比較的早期癌）は九十五％以上（癌を扱う医師の間では五年生存できたということは治ったということになります）三期という相当進んだ状態でも、八十％以上の生存率があります。でも、治療が遅れると、予後は悪くなります。さて、平成二十六年・二十七年と乳癌と笑いの関係の論文が発表されています。「笑えば乳癌が治るの？」と思われた方、申し訳ありません。その報告では、乳癌治療で行われる放射線療法の副作用が笑うと抑えられるというもの。もう一つが、笑いを継続しながら、治療を続けると、不安・うつ・ストレスが改善していたというもの。癌が小さくなるなど、直接、癌に対する効果があるとはどの論文でも書いていません。治療の副作用を軽減したり、癌の不安を和らげたり、治療を成功させるための補助をしてくれるありがたい存在といえるのではないでしょうか。

また、癌治療の世界では、少し主流からは離れるかもしれませんが、サイコオンコロジー（Psyco-Oncology）という分野があります。がん医療における心の問題を、心理学・精神医学・社会的側面から研究する学問分野です。精神腫瘍学とも訳されていますが、笑いはその分野で活躍する存在になるのではと考えています。

さらに、統合医療という考え方も最近は出てきています。西洋医学中心の現代医学のなかで、伝統医学（中国伝統医療（漢方）や生薬など）や相補・代替医療（アロマセラピーや音楽療法）の中でもエビデンス（根拠となる大規模な検討がなされて有効性が示されている）のある治療法を使用して全ての療法を統合して個人個人の患者にオーダーメイドの治療をしようという考え方です。笑いは確かに統合医療の中でひとつのアイテムになると確信しています。

㈥　高齢者と笑い

高齢になると、笑いが減る。様々な報告があるが、小児は一日三百から四百回は笑うといわれている。成人すると、五十回以下に減るといわれている。俳優の妻夫木　聡さんが出演しているコマーシャルでスマイルグリコの「笑顔のトリビア編」というコマーシャルがある。そこでは、コマーシャル中に笑いに関するトリビアといえる一文が色々出てくるが、その中に「こどもは一日平均四百回笑う」「大人になると十五回に減る」とあった。日本は今「超高齢社会」を迎えている。国民の四分の一が六十五歳以上になっている。この傾向は今後も続き、人口減少・少子高齢化は掛け声だけでなく、現実問題となっている。吉野町で介護保険の分類で要支援2以下の比較的元気な六十五歳以上の高齢者にアンケートをした結果、一日の笑う回数は三回以下が59.6%で四から九回は17.7%と十回笑わない人が80%近くいることがわかった。「元気な六十五歳以上の高齢者が毎日十回未満しか笑わない」ことが現実なのだ。

また、老年期うつ病と呼ばれる一群の疾患もあるようだ。定義づけや詳細は専門書に譲るが、高齢になって、眠れない、様々なものに興味がわかないなど、ありふれた訴えで病院・診療所を訪れる患者の一定割合に、老年期うつ病が隠れているといわれている。そして、医者がそれを、見落としていると指摘する向きもある。特に当院のある吉野町では高齢化率は48.2%(平成三十年三月末現在)であり、外来診療をしていても、外来患者さんのほとんどが後期高齢者である。その訴えの中に「眠れない」「大便がでにくい」「食事がおいしくない」は常日頃経験する訴えで

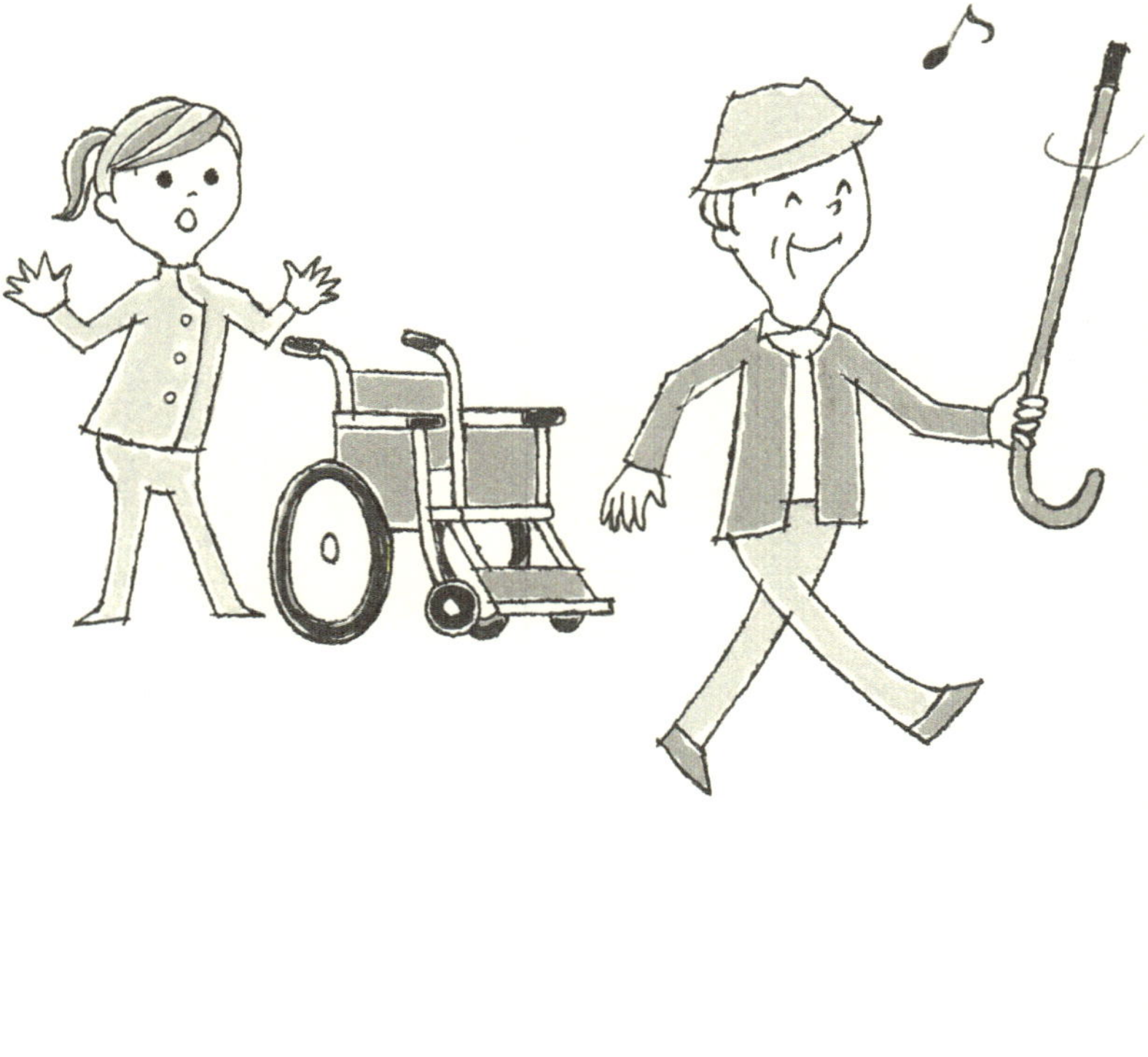

ある。うつ病がそう言わしていると思いながら診療はしていないのが本当のところで、恥ずかしながら、それら訴えに対して、頭に「うつ病」を置いて診療するようになったのは、つい最近である。医者と言われて、三十年近くなるのだが…

平成二十八年・二十九年には、ナーシングホームで笑う行事を取り入れることで生活の質が良くなるという報告が続いた。これらの報告では週二回、一回一時間程度笑いヨガセッションをすることで、生活の質がよくなり、幸福感・イキイキ感がよくなるとする報告がされた。高齢者医療にかかわる医師として、常日頃感じることは、高齢者の命を伸ばすために医療をする事はもちろん大切であるが、その患者さんのこれからの命の期間を生き生き過ごしてもらうことの大切さである。糖尿病で食事を制限して、食べる楽しみを制限して、九十歳の患者さんが残りの人生を我慢し続けながら、そのうち食べれなくなることを待つことに、生きる意味が見出しにくいと考えている私は、糖尿病の専門のドクターからは怒られるかも知れないが、短くなってきた人生の終盤、少しでも楽しみが増えることがその人の人生を豊かにするのであればよいかなと考える毎日である。

（注）あえて、誤解を恐れずに書いたが、決して高齢になれば糖尿病をコントロールしなくていいと言っているわけではない。その人の合併症の進み具合などから、高齢でも厳密にコントロールすべき人は確かにいるわけで、これを読まれた患者の皆さんは主治医とチームで病気の治療にあたっているわけですからしっかり相談して、コントロール具合を決めてください。

第四章　笑いで地域社会を元気に

㈠ 吉野「絆」プロジェクト

名古屋市立大学看護学部准教授の池田由紀先生と共同である計画を進めた。私が今勤務している病院は、奈良県吉野郡吉野町にあり、風光明媚な地域である。当院のある、近鉄電車吉野神宮駅から一駅行った吉野駅は近鉄吉野線の終着駅である。その駅から登って行くと桜で有名な吉野山がある。元々山岳宗教の大本山である金峯山寺があり、修行を終了した修験道者たちがお礼に桜を植えていく習慣が千年以上続いて、現在の三万本といわれる桜の山が形成されてきた。吉野山の桜は山桜でソメイヨシノの華やかさはないが、深山幽谷に一面に広がる桜には圧倒され、個人的には、日本一の桜の名所だと思っている。しかし、現代社会

図 1. 吉野町の人口ピラミッドと日本の人口ピラミッドの比較

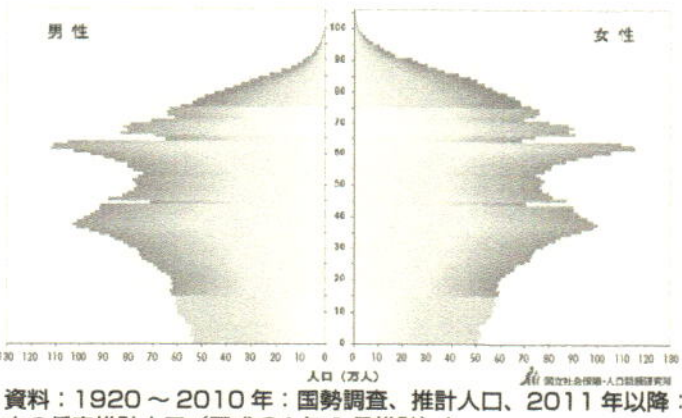

資料：1920 ～ 2010 年：国勢調査、推計人口、2011 年以降：『日本の将来推計人口（平成 24 年 1 月推計）』

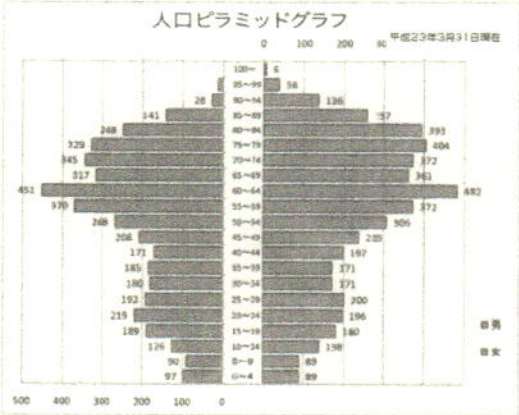

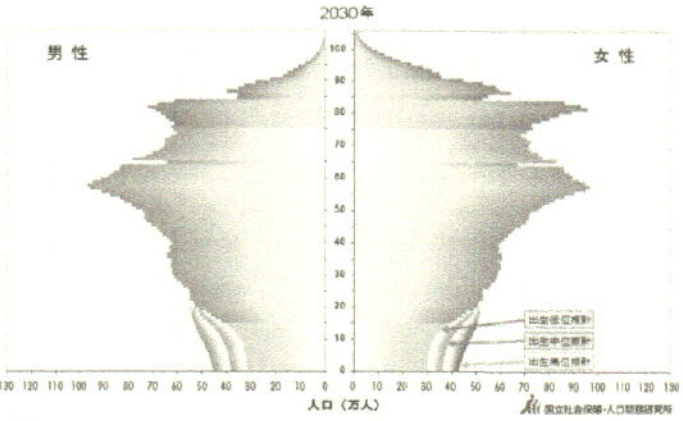

資料：1920 ～ 2010 年：国勢調査、推計人口、2011 年以降：『日本の将来推計人口（平成 24 年 1 月推計）』

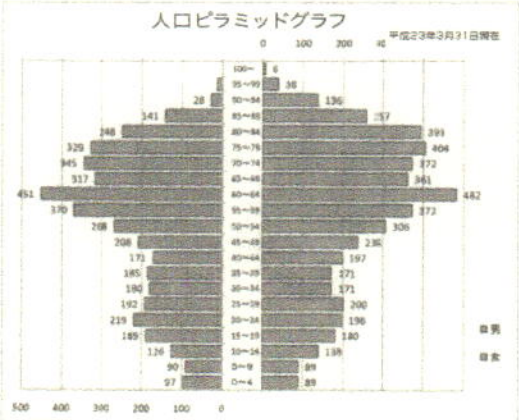

で問題になっている通り、人口減少と高齢化が町を包み込んでいる。この町の人口ピラミッドを、国立社会保障・人口問題研究所が公開している日本の人口ピラミッドの将来推計と比較すると、平成二十三年の吉野町の人口ピラミッドは、平成四十二年（もう平成は終わりますが…）の日本の人口ピラミッド（推計）とほぼ同じ形態を示していた。（図一）すなわち吉野町は人口

構成的には、日本の二十年先行く先進地域ということになる。その吉野町の課題と思われることは、往診に行っても、病院でいても、高齢社会となって、空き家も多く、何となく「生き生き」が失われていると感じているのは私だけではないはずだ。そこで、笑いヨガ仲間でもある池田由紀先生が考えられた地域社会あちこちに笑い場を作ろうという提案に乗らせてもらい、吉野地域をフィールドにして検討することとした。昨今、地域包括ケアが唱えられており、健康の維持・増進は医者の仕事というより、住民自らが取り組むことであるとされつつあり、それを手助けするのは公的病院医師の務めであろう。そのため、まず吉野町各所で笑いと健康について講演をして、笑いヨガというものがあることを広めた。その後、日本笑いヨガ協会代表の高田佳子さんに来てもらい、笑いヨガを基にした、笑いケアの講習会を住民対象に開いた。その中で、住民が積極的に参加しての「笑い伝導師」を養成して、各住所地で笑い場を作ってもらった。現在、数か所で笑い場が活動している。これから吉野の、あちらこちらで住民が笑いの体操をして、楽しくおしゃべりして、生き生きしてくれることを祈っている。

（注）「笑い伝道師」は名前が堅いということで、最近「笑ろてんか隊」と名前が変わりました。（朝ドラのパクリ？）

(二) 口腔ケア会議

平成二十八年二月ごろから、吉野町長寿福祉課と合同で地域包括ケア推進会議の発展形で誤嚥性肺炎（参考三参照）予防のための地域包括ケア会議（略称：吉野町口腔ケア会議）が企画された。地域の歯科医・歯科衛生士・訪問看護師・病院の理学療法士・言語聴覚士・ケアマネージャー・介護士・民生委員・住民代表の構成員で二年にわたり月一回のペースで会議を進めてきた。その途中、私も自分で、嚥下内視鏡を体験して、内視鏡監察下におしゃべりをしたり・歌ったり・笑ったりして、咽頭・喉頭の動きを確認した。そうすると、それぞれ、咽頭・喉頭は動くが、咽頭部が最も動くのは、笑った時であった。なら、笑うことによって咽頭を鍛えて誤嚥を防止できるのではないかと考えた。口腔ケア会議で笑いを一つのテーマとして扱っていくことになった。その会議が進行しているころ、西山耕一郎先生が書いた「肺炎がいやなら、のどを鍛えなさい」が発売された。その本は健康増進のための本としては異例の三十四万部を超える平成二十九年のヒット本になった。西山先生は耳鼻咽喉科が専門で一万人以上の嚥下困難の患者を診療してきた方のようである。その本のなかでも、誤嚥を防ぐため、しっかり声を出すことが大切で、そのための習慣として、西山先生が推薦されていることが「カラオケ」「おしゃべり」「笑い」である。そこで、その口腔ケア会議で、日常生活に笑いを取り入れていくことを決めた。吉野町で配るパンフレットには、日常生活に笑いを入れて誤嚥予防に資するようにしている。

参考3
誤嚥性肺炎（Aspiration pneumonia）

　一般に肺炎は、肺実質の急性の、感染性の炎症と成人肺炎ガイドライン2017にある。肺炎の年齢階層別死亡率は人口10万対で表すと、5～59歳では0.2～8.5人であるが、60歳を超えると18.8人に増え、75歳を超えれば189.7人と、急激に増えていく。そのため、2011年には、脳血管障害に変わり、日本人の死亡原因の第3位になった。

それら、高齢者肺炎の70％程度に誤嚥性肺炎が関与していると言われている。誤嚥性肺炎では、口腔内・咽頭に残った食事の残りが、気管に垂れ込み、気管内に入る。食事とともに気管に入った、口腔内の細菌などが原因になり、肺炎を引き起こす。抗菌薬治療で改善することが多いが、肺炎は改善しても、嚥下（食物を飲み込む機能）の状態が改善するわけではない。そのため、肺炎を繰り返し発症することが大きな問題である。前出の肺炎ガイドライン2017でも、クリニカル・クエスチョン25に肺炎予防に口腔ケアを弱く推奨しているが、決め手になる予防法・治療法は確立していない。

第五章　楽しく笑って生きるコツ

さて、いままで、笑いが健康にどのような良い効果があるか、過去の科学データや、自分で試した検討から説明した。日常、笑いがあふれている方や、毎日寄席へ通って、笑えるお金持ちの方を除いて、普通に暮らしている人にとって「毎日笑ってと言われても…」と考えてしまうのは当然のことである。私も、九年前までは、そんなフツーに笑うことの少ない一人のおっさんであった。この章では私が個人的に実施している自分のための笑いヨガや、日頃実行している笑いの取り組みに関してご紹介したい。笑いヨガまたは笑いは個人がそれぞれの方法で、楽しめばいいことで、この通りしなさいというものではない。自分に合った、笑いあふれる人生を作っていただくのは、皆さん自身であることは、間違いない。人生の目標が、人それぞれ異なるように、その到達への道筋も違うものであろう。自分に合った方法を身に着けて、より笑いの多い人生があれば、それに越したことはない。常日頃、皆さんが笑いあふれる人生を作る参考になればと祈っている。

㈠　朝いちばん鏡を見て笑おう

朝、起きてすぐは、何となくボーとして、気合いが入らないのではないでしょうか？でもうがいをしたり、歯を磨いたりするため洗面所に必ずはいりますよね！そこには鏡があります。鏡で自分の顔を見るでしょう。起きぬけのボーとした顔を見たら、何となくテンションも下がり気味。そこで鏡に顔が映ったら、笑いましょう。鏡の中の自分が笑うことで、それを見た自分はうれしくなって笑えます。その連鎖で、気分は上がって、一日を元気に始められます。やはり、笑うのは朝がお勧めです。

でも鏡はどこにでもあります。「鏡を見たら笑う」が朝から習慣になってしまうと、例えばトイレで手を洗った後にもにっこりします。また、

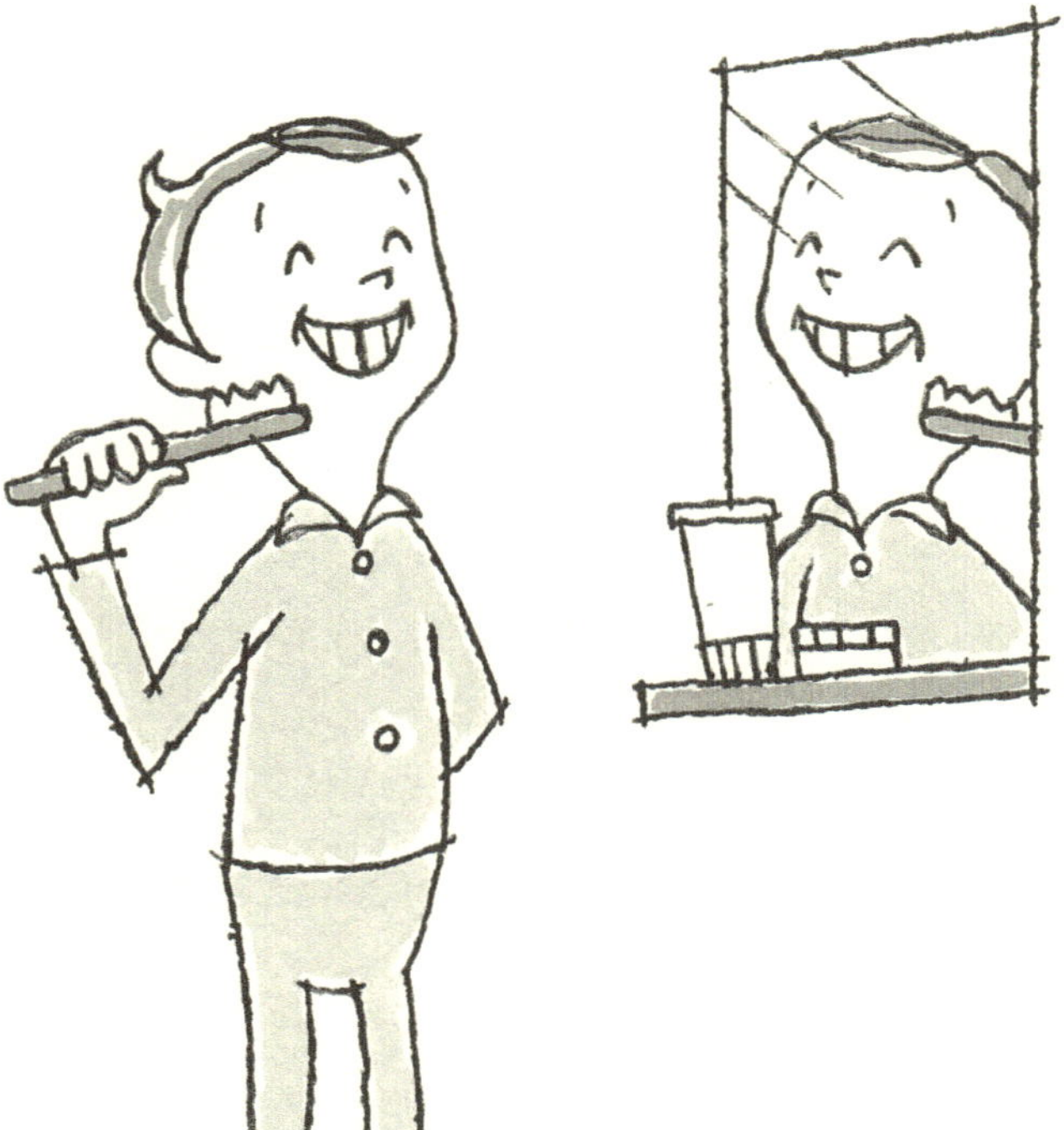

病院のエレベーターには、鏡があります。扉が閉まった瞬間に鏡を見て笑います。次にエレベーターの扉が開くまで、一瞬の楽しみになります。誰かが入ってこないか、スリルを味わいながら笑います。

でも、これら鏡を見て笑うときの私は、基本的に「サイレント・ラフター」です。鏡を見て、自分が笑っているのを見ているので、声を出さないでも、笑っていることがしっかり確認できます。まあ、トイレで大声出して笑っていたら、警察に通報されるかも…。

㈡　森へ入って大きな声で笑おう

吉野町の二つの森が平成二十四年から「森林セラピー」のセラピーロードに認定され、吉野町は「森林セラピー基地」に認定されている。認定申請の初期から協力を依頼され、当時、当院は吉野町国民健康保険吉野病院で吉野町の病院であったことから、副院長でもあったので、協力させてもらい、その続きで森林セラピー専門医を取得した。森林セラピーは森林に入り、その環境がもつ癒し効果を用いて、癒しを得ることを目的とした森林浴のことである。そもそも森林浴は一九八二年朝日新聞紙上に提唱された「森林浴構想」に端を発する概念で、当時の林野庁秋山智英長官（当時）による造語である。当初は森に浮遊する植物由来の物質であるフィトンチッドに注目が集まったが、森林浴に関する科学的データの集積はなされなかった。原因としては、森林での快適さを測定する方法が確立していなかったからである。

（注）「フィトンチッド（phytoncide）」：一九三〇年頃ロシアのボリス・トーキンが植物を傷つけるとその周囲にいる細菌などが死ぬ現象を発見し、それを、植物が出す抗菌作用を有する揮発性物質が放出されるからと考え、この物質を phyto（植物の意）と cide（殺す）から命名された造語である。また松や檜など針葉樹から発散されるフィトンチッドが森林の中でヒトをリラックスさせる効果があることが判明している。

このように、フィトンチッドを呼吸とともに身体に取り入れながら、

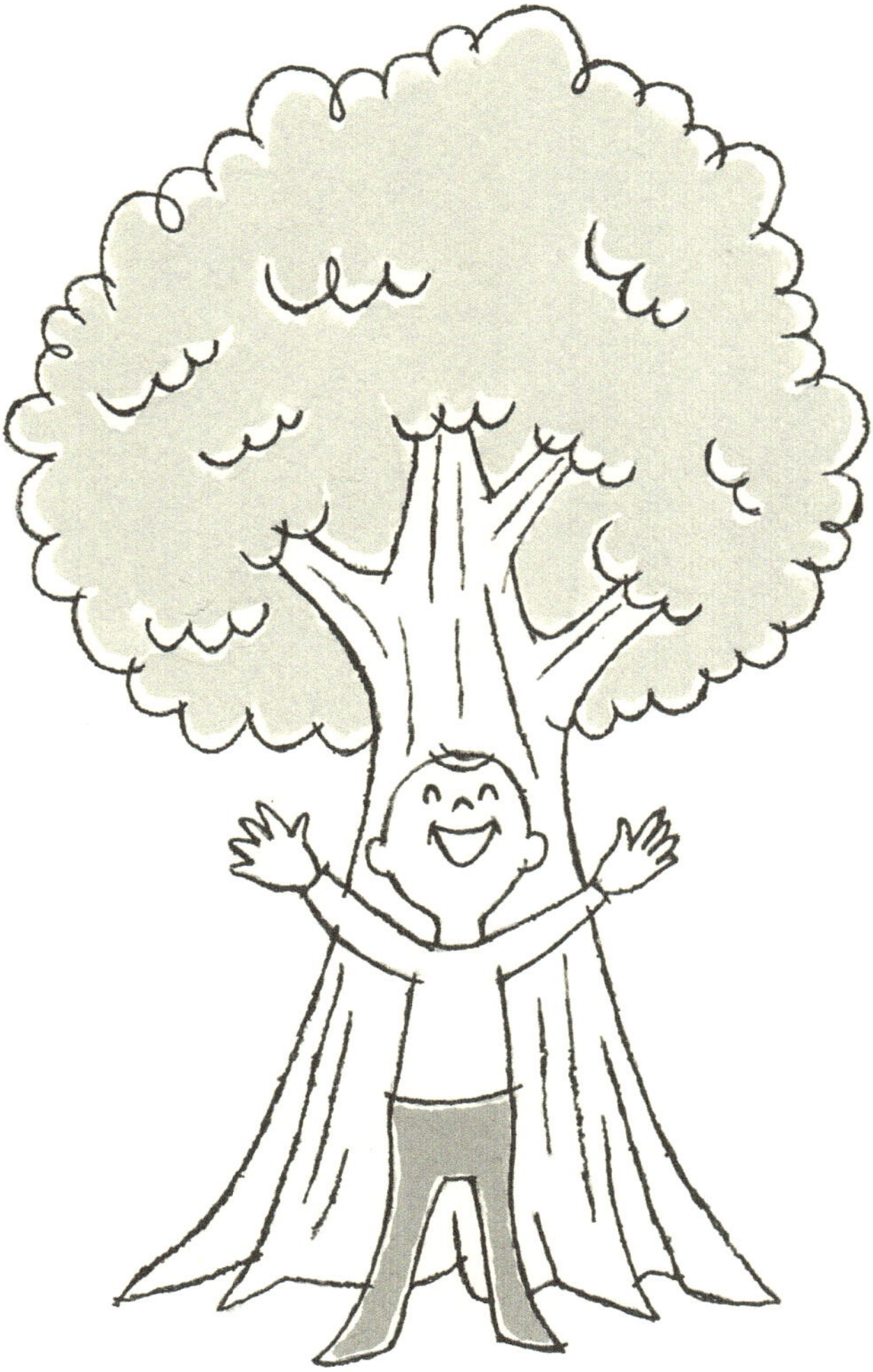

緑色の植物の色彩から得られる効果、木々の間をすり抜けて、届く風の香り、鳥の声、川のせせらぎなど、森が持つ自然の環境を五感を使って感じることで癒しを得ようとすることが、森林セラピーの基本である。森林環境で座観（座ってする瞑想）や、ヨガなどの体験（アクティビティー）をすることで、さらに効果がアップすることが知られている。吉野町の森林セラピーではアクティビティーに笑いヨガを取り入れて行っている。森林をゆっくり歩き、歩行と笑いの運動効果と、五感で感じる森の自然、フィトンチッドの効果…それらを有機的に結合して癒しを得ることを目的にしている。森林セラピーで実証されている効果は森林をゆっくり歩いたり、座観したときに、交感神経優位の状態から副交感神経優位の状態に変わったり、森林セラピー後、NK活性が上昇することが知られており、笑いを研究すると、笑いの効果と共通することに気づかされる。なら、森林セラピー中に笑えばもっと効果があるのではと考えるのは自然な流れかなと考え実践しているところだ。吉野町の森林セラピーで養成した「美林案内人（セラピーガイド）」の中で興味を持ってくれた人が笑いヨガを実践してくれている。森のなかで笑って、癒しと免疫力アップをお望みならば、吉野町の森林セラピーにお越しください。

ところが、吉野町で働いている私はどれほど森に入っているのかと言えば…在宅医療をしている関係で、吉野町と限らず、近隣あちこちに診療に行っているのだが、一歩進んで森林に入って笑っている暇がない。もちろんセラピーロードにいけない日々なので、休日に犬の散歩をしたら、やや木の多い公園へ行き、緑の葉が揺れる木の枝を通して青空を見ながら、笑うことにしている。ひとしきり笑うのに犬はまたかと嫌な顔を見せながらも付き合ってくれている。何度も愛犬と一緒に笑おうとしたが、犬は笑わないので、いまだ夢は果たせていない。

㈢　箸を持ったらしっかり笑おう

高齢者と笑いの章でも少し記載したが、誤嚥性肺炎は高齢社会で重要な死因の一つになってきている。厚生労働省が発表する「平成二十八年人口動態統計」のデータを見ると死亡原因の第一位は「悪性新生物」すなわち癌であり第二位は「心疾患（心臓）」であることは、近年変わらない。しかし第三位は「肺炎」になり、第四位は「脳血管障害」である。第五位は「老衰」になった。かつて死因御三家の脳血管障害は第四位に転落して、もうすぐ老衰に抜かれようとしている。しかし、感染症である肺炎が撲滅されてきたように考えられているのに、なぜ今更肺炎なのか？それは、誤嚥性肺炎という厄介な隣人のせいなのだ。年を取ると、食物を飲み込む力が弱くなってきていることは、誰しもが自覚出来る事である。例えば、お茶を飲んでむせるということが皆さんの二十歳のころにありましたか？それが最近になるとしょっちゅうお茶を飲んだら咳が出るという事態に気づいていませんか？

少し難しい解剖学的（人間の体の位置・形の学問）な話をすると、喉頭と呼ばれる、肺への入り口は、年齢とともに周囲の筋肉が弱っていくことで、動きが悪くなり、通常の位置からやや低下するのである。元々、喉頭は「ごっくん」と嚥下するときには、上にある蓋（喉頭蓋）のほうへ喉頭が移動して蓋をする仕組みがあり、蓋をすることで気管（肺への通り道）にカバーが付くので、食べたものが気管のほうへ行かないということになる。年をとると嚥下と呼ばれるその仕組みが機能を果たさなくなっていく。また、その嚥下に関わる筋肉は細かい筋肉を含めると

二十一種類あり、その筋肉たちが、微妙なタイミングで少しづつ時間をずらしながら動いていくわけです。それは、羽生結弦君が四回転ジャンプを飛ぶのと同じぐらい高度な筋肉の連続運動なわけです。我々はいただきますと言った瞬間から、相当高度な筋肉の連続運動をするのに、準備運動もしません。それは、大変困ったことになるはずです。じゃあ簡単な準備運動はないのか？答えは笑うことです。私は今「箸を持ったら笑おう」を提唱しています。ただ、歳をとって、誤嚥が始まってからそうするのではなく、可能な限り若いうちからその習慣をつけることです。想像してみてください。食卓でみんながご飯を前に、笑っている姿を。そのあと始まる食事で話も弾み、食べる食事が美味しくなることまちがいありません。しかも、笑うと、最終的には副交感神経が活発になることは、循環器疾患と笑いの章でも書きました。副交感神経が活発になると、唾液がよく出て、消化管がよく動くようになる。唾液がしっかりでると、食べ物がそれに混ざって、誤嚥が起こりにくくなる。やはり、食事をすることは、スポーツと考えて、しっかり笑って準備運動をしてから食べることを、お勧めします。

㈣　一日の終わりにゆっくり笑おう

さて、若いころ私は、睡眠は人生の無駄遣いの時間のような気がして、睡眠を削って勉強したり、短時間睡眠で働くことがカッコいいことと思っていました。高校生のころ、「ナポレオン睡眠」（酒井　洋著、徳間ブックス）を読んで、そうか三時間寝れば睡眠は十分なんだ！と勘違いした私は、三時間睡眠をはじめたのでした。結果、一週間もすると、午後一番の授業では起きていることができず、とある日曜日、前日の土曜日深夜から日曜夕方まで寝てしまい、やはり、三時間睡眠は私には無理だと感じて、やめたことがあった。医師になり、睡眠時無呼吸症候群の診療に携わり、睡眠について勉強する機会を得て、思うことは、睡眠の大切さと、質のいい睡眠をとることの重要性である。睡眠の質を担保するためには、睡眠につく直前一時間程度の過ごし方が大切で、薄暗くて、過激な光刺激がない状態が保たれ、イライラすることがない状況で、交感神経優位の昼間から副交感神経優位の状態に持ってくることが大切です。交感神経から副交感神経へと言えば、笑いでしょう！ただ、強く笑うと、その音声は自分で自分を刺激します。笑い方も静かに、ゆっくりと笑うことが大切になってきます。

睡眠前には、少し暗くした部屋で、ゆったりとした時間を感じながら、軽く笑ってみましょう。ははは～とわらい、最後のは～を長く伸ばしながら、フェードアウトするように笑うと、私は落ち着きます。自分にあった寝る前のひと時を過ごすことも良質な睡眠の第一歩と考えています。寝る直前まで忙しいとおっしゃる向きもあるでしょうが、せめて五分ぐらいは自分メンテナンスの時間を持つと変わってきますよ。

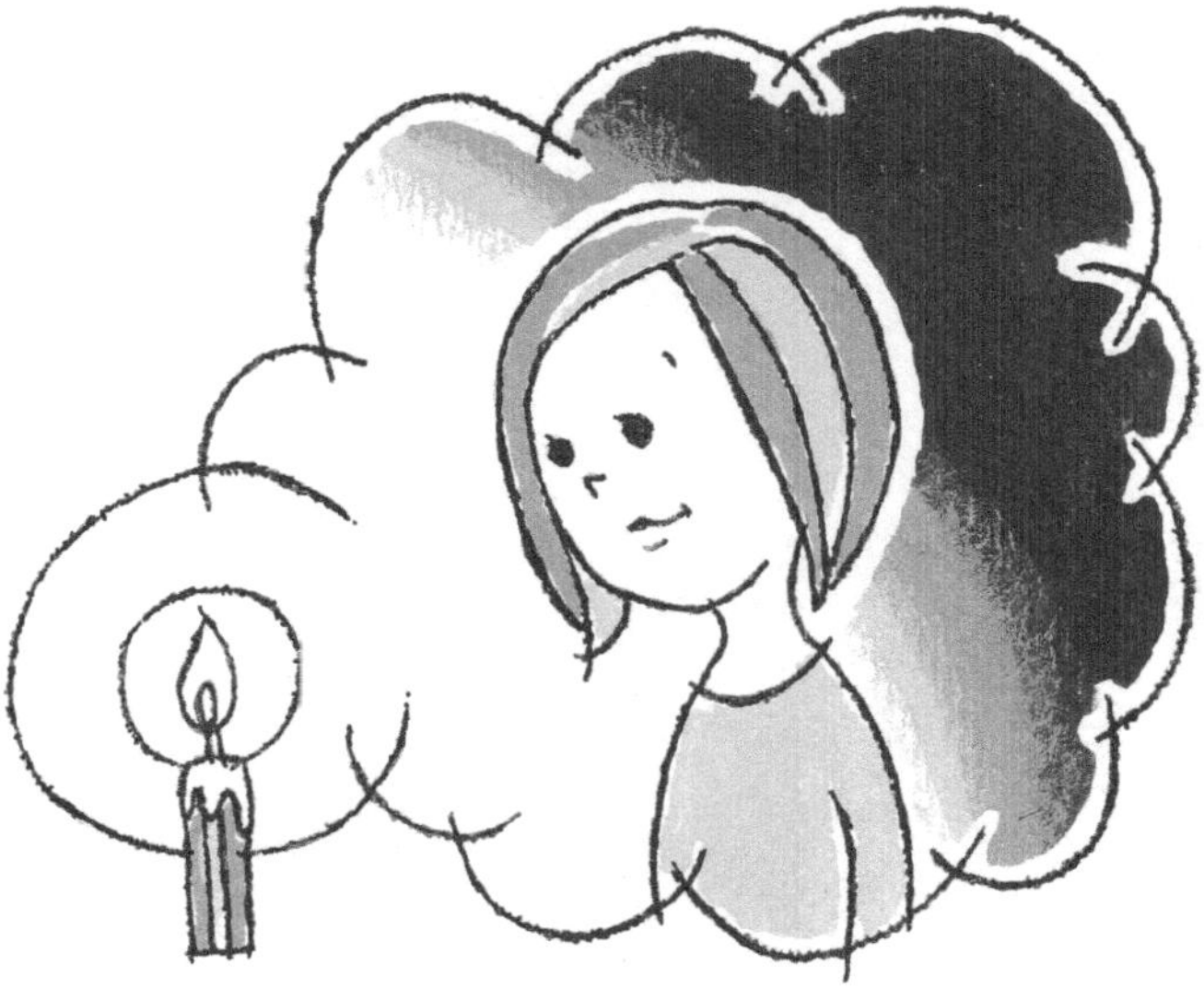

㈤ とにかく誰かと目と目を合わせて笑おう

笑い自体が、他人に何かを伝えるメッセージの意味があります。自分が楽しいという気持ちを伝えるのは最も基本的なもの。欧米人がよく日本人の笑いを不気味であるとか、「何を考えているのかわからない」と感じることがあるといわれます。日本人は困ったときにも薄笑いを浮かべるようなことがありますが、大きく言えば「照れ笑い」の範疇に入るのでしょうか?また、女性が口元を隠すように笑うしぐさば欧米では理解されないようです。大きく口を開けて、笑いあうことが、心を開いて見せることを表現しているように受け取られているようです。日本人はともすればシャイであるため、口を隠したり、目をそらせたりして笑いますが、本当に相手と通じ合いたいなら、お互いに目を見て話しをするでしょう。笑うときも同様のはず。みんなで笑うときは、しっかり相手の目を見て、笑いましょう。友達になりたい気持ちや、相手を思いやる気持ちは目を見て笑いあうことで伝わります。

もちろん、一人で笑うときも、鏡を見て、自分の目をしっかり見つめて、笑っている自分と向かい合ってください。そうすると、自分の中で、心が開いて、もやもやしたものが溶けていくような感じを持てるでしょう。笑い顔の目と目を見つめあうことが、他の人との、コミュニケーションに悩む人には、素晴らしい体験になるはずです。

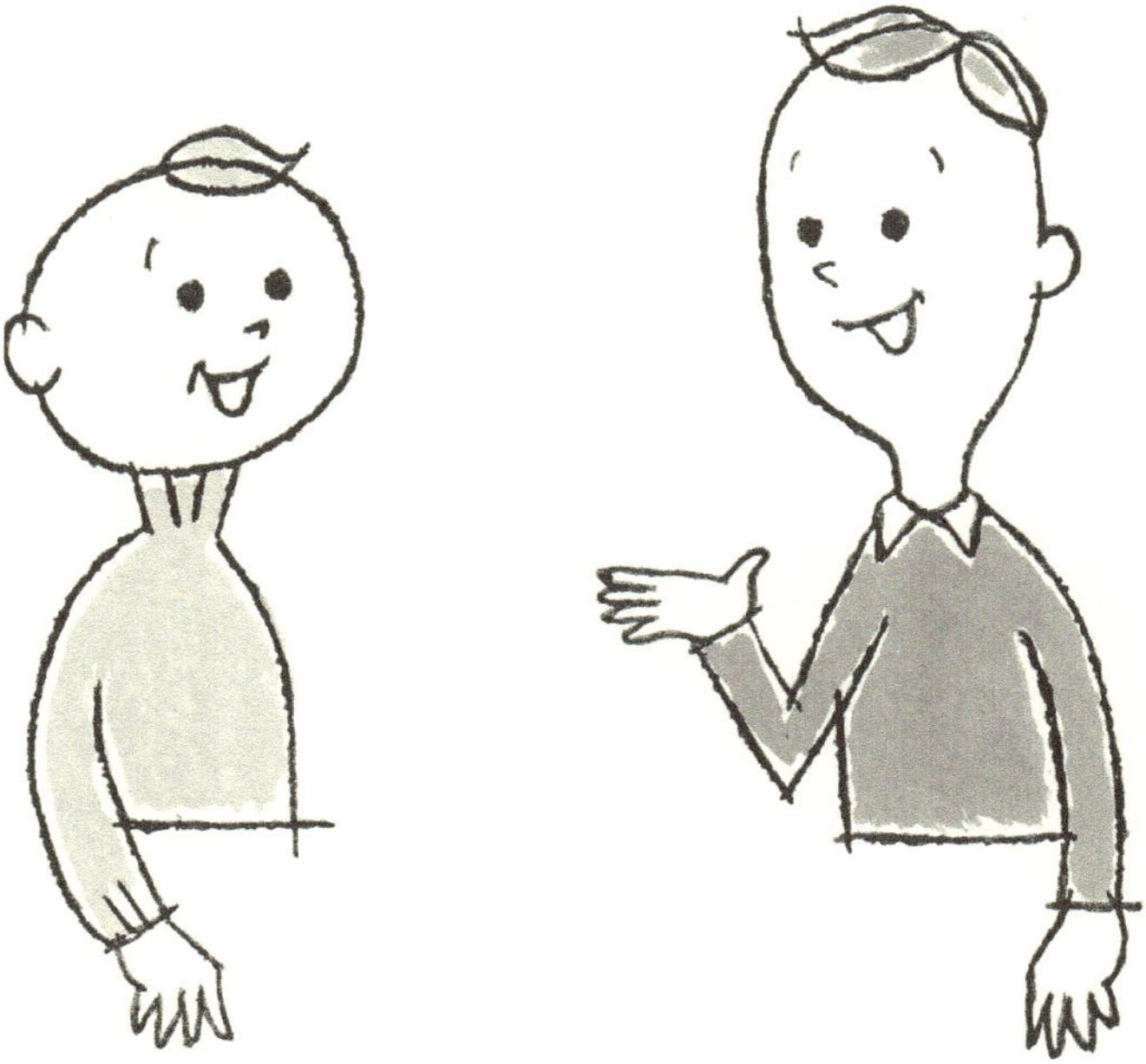

㈥「笑いヨガ」はどうしたら身に付くの？

本書は私が「笑いヨガ」の存在を知って、笑いを治療に生かせないかと考えて、勉強し、検討し、実践していることをまとめました。しかし、「その笑いヨガっていったいなに？」という疑問には、まったく答えていません。というのは、もうすでに、笑いヨガとは何かということに関しては多くの著書があります。また、世界的にはLaughter Yoga Internationalという組織が笑いヨガの普及に尽力していますし、国内にも日本笑いヨガ協会とNPO法人Laughter Yoga Japanという2つ組織があり、笑いヨガの普及を図っています。本書をお読みになり、笑いヨガにご興味を持っていただきましたら、是非、ご本を手に取るか、ホームページにアクセスしてみてください。参考文献として、巻末に章ごとに列挙しましたなかの、本章の参考文献は、これまで世に出ている笑いヨガの解説本と、三つ上げた団体のホームページアドレスを記しています。ご参考までに。

㈦　笑って元気に一病息災

いよいよこの本も最終章です。ここまで、読み続けてくださった皆様に感謝いたします。最後にこの本のタイトルに込めた思いと、自分の話で締めくくりたいと思います。大学勤務の二〇〇五年三月、時々締め付けるような頭痛を感じていた私は外来中の夕方、また来た頭痛のため、外来で頭を押さえてじっとしていました。いつも一分から二分頭を押さえてじっとしていると頭痛が取れるのです。その時、外来看護師の今見さんが「先生！お顔が真っ青ですよ！」と驚いたのです。その言葉をきっかけに頭部MRI検査を受けて、大脳鎌髄膜腫が発見されました。近医でMRIを受けて、その脳外科医院の先生から「いろいろあるので大学の飯田先生に連絡しておきました。」と言われて、運転して大学病院に戻るときの気持ちは、それはもう落ち込んでいました。大学呼吸器内科の医師であった私は、頭に色々あるといわれると、肺癌の脳転移がたくさんあった画像が浮かび、自分の人生はあと半年ぐらいかなあ、と考えながら運転していました。大学に戻って、飯田淳一先生から、ひどい浮腫をともなった髄膜腫で、悪性の可能性も否定はできない、と説明を受けたとたん、私は患者になりました。つい先ほどまで普通に大学病院の医師であったのに・・・

翌日から脳神経外科に入院して、二週間後に手術と決まりました。自己血採取をしたり、脳浮腫をとる点滴のおかげで頭痛は楽になりました。二週間後に手術は無事終了しました。

二〇一一年に再発して再手術しています。現在でも、半年に一回の脳外科受診をしています。現在でも上矢状静脈洞の中に、髄膜腫は残存しており、徐々に大きくなっています。笑いヨガを始めた二〇〇九年の思い「これをつかえば笑わない慢性閉塞性肺疾患の患者さんを笑わせることができる。」は今も少しづつ形を変え、「笑いヨガは少しのトラブルを持つみんなが笑える」と思って、今も活動をしています。身体・精神・社会的に何かトラブルがあって、沈んだ気持ちや憂鬱なこころは、笑うことによって、明るくなっていくと、自分の体験からも信じています。

この本のタイトルを「笑って元気に一病息災」としました。病気の一つ二つ持っていても笑えば元気になれる。医学の進歩した現代、治る病気は本当にすっきり治るようになりました。しかし、ゆっくり進行する病気や、慢性の病気はなかなか治らず、一生薬を飲み続けることが必要であったり、薬を飲んでいても、老化と相まってだんだん調子が悪くなる人もいます。そういう体験を続けることは、気持ちのいいことではありません。でも、そんな方こそ「今」を大切に笑って元気になってほしいという思いを込めました。笑えば健康の色々な面で役立つことは、述べてきました。そして、笑う習慣をつけて、笑わしてくれる何かを待つより、自ら笑って欲しいと思います。

自ら笑うと、きっと新しい世界が開きます。

あとがき

兎にも角にも、書き上げました。書いている間も、自分の周りで様々なことが起り、日々対応に追われつつ、気が付けばコンピュータに向かってキーボードを叩く土日祝日でした。休日もろくに家族サービスもしない私を影に日向に支えてもらった家族には感謝しています。私がこうして集中して仕事ができる環境を整えてくれた、妻や、子らにも感謝の念を禁じ得ません。

私は、いい親・兄弟に恵まれ、良い妻と出会い・良い師に師事し・温かい同僚諸氏に恵まれて、よく気の付く後輩諸氏のおかげで大過なくすごして来ました。そして、笑いヨガと出会いました。思えば、全ての出会いが私の人生を豊かにしてくれるものでしたし、そのお返しの気持ちで毎日を送っていますが、返しきれない借金のような気もしています。ただ、医学・医療と深く関わってきたものとして、本文中にも一部書きましたので、繰り返しになるかもしれませんが、決して笑いは万能薬ではありません。現代医療が到達した様々な治療方法を否定するものではありません。現代注目されつつある統合医療の考え方にも通じるのですが、笑いや音楽、アロマセラピーなどは主たる治療をサポートする力があり、様々なツールを用いて治療にあたるための選択の一つと考えています。

笑いを勉強していてわかったことは、今までも、笑いを医学・医療に生かそうと努力した先人たちがいたことです。ただ、多くの場合失敗しています。それは、mirthful laughter（心のこもった笑い）を条件付き笑い（conditioned laughter）で得ようとしたからです。同じ漫才をみても、本当に笑える人と、あまり気にいらず笑わない人がいます。そうすると、データをとると、ばらつきが生じて、良い結果にはなりません。笑いヨガはみんなが同じように声を出して笑えるエクササイズです。そのことによって、エクササイズとして効果が期待できる部分の結果はばらつきませんし、笑いの効果と言える部分にもばらつきは減ります。今後、もっと医学応用がなされると、超高齢社会となった日本を救う、安価で効果のある介護予防・健康寿命の延伸効果が期待できる一つの武器となりうるのではないでしょうか?

この世の中に、もっと笑いがあふれることを期待して・・・

二〇十八年六月　　奈良県広陵町の自宅にて

参考文献など

第一章　笑いの再発見

(一) 笑いヨガとのであい

1. 日本笑いヨガ協会ホームページ：http://waraiyoga.org/

(二) 日本の歴史と笑い

2. 小林晴明、宮崎みどり：古事記のものがたり稗田阿礼が語る愉快な「日本の神話」：酸グリーン出版、2007.
3. 枚岡神社ホームページ：http://www.hiraoka-jinja.org/
4. 樋口和憲：笑いの日本文化「烏滸の者」はどこへ消えたのか：東海教育研究所：2013.

5. Ann Gibbons : A human smile and funny walk for Australopithecus sediba. Science 2013; 340, 132-3.

6. Henri Bergson 著（林　達夫訳）：笑い：岩波文庫：青645-3.

㈣「癒し」と「笑い」

7. 上田紀行：スリランカの悪魔祓い　イメージと癒しのコスモロジー：講談社文庫 Y676.

第二章　笑いの基礎的知識

㈠ 笑いの定義

8. 新村　出　編：広辞苑第七版、岩波書店、二〇一八.

9. コトバンク：http://www.kotobank.jp 笑い
10. Wikipedia：http://www. Ja.wikipedia.org/wiki/ 笑い

(二) 笑いの分類

11. 防府市ホームページ：笑い講
12. 志水　彰：[笑い] の治癒力：PHP研究所：1998.
13. JongEun Yim：Therapeutic benefit of laughter in mental health: A theoretical review. Tohoku J Exp Med 2016; 239: 243-239.

第三章　笑いと健康

㈠ 精神神経系と笑い

14. Wikipedia：ノーマンカズンズ

15. Norman Causins : Anatomy of illness (As perceived by the patient). New Engl J Med 1976; 296, 1458-63.

16. Dunbar Rl, Baron R, Frangou A, et al. : Social laughter is correlated with an elevated pain threshold. Proc Roy Soc London Series B Biol Sci 2012; 279, 1161-7.

17. Shahdi M, Mojtahed A, Modabbernia A, et al. : Laughter Yoga versus group exercise program in elderly depressed woman: a randomized controlled trial. Int J Geriatr Psychiatry 2011; 26, 322-327.

18. Yazdani M, Esmaeilzadeh M, Pahlavanzadeh S, et al. :

The effect of laughter yoga on general health among nursing student. Iran J Nurs Midwifery Res 2014; 19, 36-40.
19. Fukuoka A, Ueda M, Ariyama Y, et al. Effect of laughter yoga on pulmonary rehabilitation in patients with chronic obstructive pulmonary disease. J Nara Med Assoc 2016; 67, 11-20.
20. 樋口輝彦編：最新うつ病のすべて（別冊・医学のあゆみ）：医歯薬出版：2010.

(二) 循環器疾患と笑い

21. Clark A, Seidler A, Miller M : Inverse association between sense of humor and coronary heart disease. Int J Cardiol

2001; 80, 87-8.
22. Tan SA, Tan LG, Lukman ST, et al. : Humor, asa an adjunct therapy in cardiac rehabilitation, attenuates catecholamins and myocardial infarction recurrence. Adv Mind Body Med 2007; 22, 8-12.
23. Sugawara J, Tarumi T, Tanaka H : Effect of mirthful laughter on vascular function. Am J Cardiol 2010; 106, 856-9.

㈢ 呼吸器疾患と笑い

24. Ng Tze-Pin, Mathew N, Tan W-C, et al. : Depressive symptoms and chronic obstructive pulmonary disease. Effect on mortality hospital readmsion , symptom burden, functional

status, and quality of life. Arch Intern Med 2007; 167, 60-67.

25. Maurer J, Rebbapragada V, Borson S, et al. : Anxiety and depression in COPD. Chest 2008; 134, 43S-56S.

26. Schane RE, Woodruff PG, Dinno A, et al. : Prevalence and risk factors for depressive symptoms in persons with chronic obstructive pulmonary disease. J Gen Intern Med 2008; 23, 1757-1762.

27. Kimata H : Effect of viewing a humorous vs. nonhumorous film on bronchial responsiveness in patients with bronchial athma. Physiology & Behavior 2004; 81, 681-684.

28. Gayrard P : Should athmatic patients laugh? Lancet 1978; 1105-6.

29. Liangas G, Morton JR, Henry RL : Mirth-triggered asthma: is laughter really the best medicine? Pediatr Pulmonol 2003; 36, 107-12.

㈣ 糖尿病・代謝系と笑い

30. 杉　晴夫：ストレスとはなんだろう　医学を革新した「ストレス学説」はいかにして誕生したか：講談社ブルーバックス：2008.
31. 二木鋭雄編：ストレスの科学と健康：共立出版：2008.
32. Hayashi K, Hayashi T, Iwanaga S, et al. : Laughter lowered the increase in postprandial blood glucose. Diabetes Care 2003; 26, 1651-2.
33. Nasir UM, Iwanaga S, Nurun Nabi A.H.M, et al. : Laughter

therapy modulates the parameters of renin-angiotensin in patients with type ２ diabetes. Int J Molecular Med 2005; 16, 1077-1081.

34. Hayashi T, Tsujii S, Iburi T, et al. : Laughter up-regulates the genes related to NK cell activity in diabetes. Biomedical Research 2007; 28, 281-285.

35. Buchowski MS, Majchrzak KM, Blomquist K, et al. Energy expenditure of genuine laughter. Int J Obes 2007; 31, 131-7.

㈤ 癌と笑い

36. 国立がん研究センターがん情報サービス（乳癌）：https://ganjoho.jp/public/cancer/breast/

37. Kong M, Shi SH, Lee E, et al. : The effect of laughter therapy on radiation dermatitis in patients with breast cancer: a single-blind prospective pilot study. Onco Targets and Therapy 2014; 7, 2053-2059.
38. Farifteh S, Mohammadi-Aria A, Kiamanesh A, et al. The impact of laughter yoga on the stress of cancer patients before chemotherapy. 2014; 7, 179-83.
39. Kim SH, Kim YH, Kim HJ: Laughter and stress relief in cancer patients: A pilot study. Evidence-Based Complemetary and Alternative Medicine 2015; ID 864739.
40. サイコオンコロジー学会ホームページ：http://jpos-society.org/

㈥　高齢者と笑い

41. GOOヘルスケアのホームページ：https://health.goo.ne.jp/medical/10210100

42. Ghodsbin F, Sharif Ahmadi Z, Jahanbin I, et al.：The effects of laughter therapy on general health of elderly people referriong to jahandidegan community center in shiraz, iran, 2014: a randomized controlled trial. Int J Community Based Nurs Midwifery 2015; 3, 31-8.

43. Kuru N, Kublay G：The effect of laughter therapy on the quality of life of nursing home residents. J Clinical Nursing 2016; doi: 10.111/jocn. 13687.

44. Ellis JM, Ben-Moshe R, Teshuva K：Laughter yoga activity

for older people living in residential aged care homes: A feasibility study. Australas J Ageing 2017; doi: 10.1111/ajag12447.

第五章　楽しく笑って生きるコツ

㈥「笑いヨガ」はどうしたら身に付くの？

45. 高田佳子著：笑いヨガで超健康になる!-マキノ出版ムック『壮快』特別編集：マキノ出版
　私が習った高田佳子マスタートレーナーの本で、私も一部参加しています。付録のDVDにも出演してます。
46. 高田佳子著：大人の笑トレ：ゴルフダイジェスト社

笑いヨガをトレーニングとして説明し、基本と実際のやり方を解説しています。本についているQRコードで動画が見れます。

47. 奇跡の笑いヨガ仲間（共著）：笑って元気！楽しい笑いヨガ：ベースボールマガジン社

笑いヨガをしている仲間が共同で執筆した解説本。入門書としてよい。

48. 高田佳子著：ボケないための笑いヨガ：春陽堂

49. Laughter yoga international のホームページ：https://laughteryoga.org/

50. 日本笑いヨガ協会のホームページ：http://waraiyoga.org/

51. NPO法人 Laughter Yoga Japan のホームページ：https://laughteryoga.jp/

プロフィール

福岡篤彦

1963年大阪市生まれ。奈良県立医科大学卒業後、奈良県立医科大学附属病院、吉野町国保吉野病院などで研修・研究および地域医療に従事、平成28年から南和広域医療企業団吉野病院院長を務める。現在、在宅支援病院として、在宅医療を含む、地域医療に取り組むとともに笑いの健康への効果と森林セラピーを研究し、普及活動を行っている。

笑って元気に一病息災
–笑いと健康の秘密—

2018年　8月20日　　初版第1刷発行
2018年　10月20日　　初版第3刷発行

著　者　福岡 篤彦
発行者　伊藤 良則
発行所　株式会社　春陽堂書店
〒103-0027
東京都中央区日本橋 3-4-16
電話番号　03-3271-0051

デザイン　august design Inc.
印刷製本　株式会社　マツモト

乱丁本・落丁本はお取替えいたします。
ISBN978-4-394-90337-6